AF495513

# CONTRIBUTION

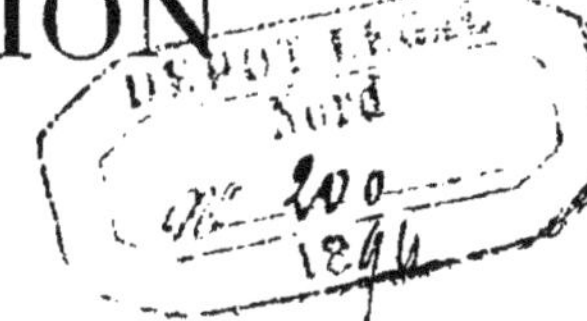

A

# L'ÉTUDE DE L'ORCHITE RHUMATISMALE

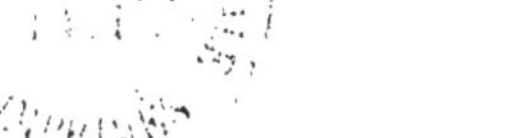

PAR

LE D^r ALEXANDRE FAIDHERBE,

Lauréat de la Faculté de Médecine de Paris
et de la Société des Sciences et Arts de Lille,
Membre correspondant de la Société des Sciences médicales de Lille.

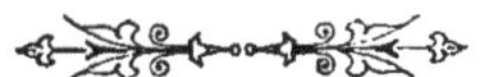

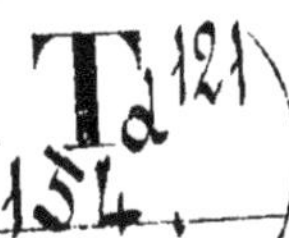

LILLE,

IMPRIMERIE L. DANEL.

1894.

# CONTRIBUTION

A

# L'ÉTUDE DE L'ORCHITE RHUMATISMALE

PAR

LE Dr ALEXANDRE FAIDHERBE,

Lauréat de la Faculté de Médecine de Paris
et de la Société des Sciences et Arts de Lille,
Membre correspondant de la Société des Sciences médicales de Lille.

---

Malgré la multiplicité des organes que frappe l'infection rhumatismale et la presque universalité des lésions qu'elle détermine, il semble qu'un organe échappe le plus souvent à son atteinte, organe, pourtant fort exposé à subir l'atteinte de diverses affections virulentes. Tandis qu'on signale comme causes diverses de l'inflammation aiguë du testicule, les oreillons, la blennorrhagie, la variole, la scarlatine, la fièvre typhoïde, le rhumatisme est ordinairement laissé de côté.

La plupart des auteurs que nous avons consultés, le passent, en effet, sous silence, tant à l'article *Rhumatisme* dans les ouvrages de pathologie interne, qu'à l'article *Orchite* dans ceux de pathologie externe. Bouilly (1) l'indique d'un mot, sans s'y arrêter et sans paraître lui accorder une grande importance.

Les grands traités sont un peu mieux renseignés et on peut

---

(1) BOUILLY. — *Manuel de Pathologie externe.* Tome IV. Organes génito-urinaires, p. 255.

aussi trouver quelques indications dans les études spéciales. Bouisson a même consacré un petit travail à cette question (1) et a essayé de prouver l'existence du rhumatisme testiculaire, mais deux de ses observations seules ont une certaine valeur. Vachée (2) et Dhomont (3), dans leurs thèses, ont aussi touché cette question et le dernier a même rapporté une observation assez intéressante que lui avait communiquée Duguet.

Cependant ces essais d'établissement de l'existence de l'orchite rhumatismale n'ont guère attiré l'attention sur cette question, et tandis que Besnier (4), dans le grand dictionnaire de Dechambre, ne lui consacre que quelques lignes, Reclus (5), dans le même ouvrage, après avoir critiqué Bouisson et Dhomont, la repousse en prétendant que le rhumatisme ne peut produire qu'une vaginalite aiguë. Il semble, d'après lui, qu'on a admis trop facilement l'orchite rhumatismale : « le rhumatisme, cette explication de toutes les causes ignorées, ne pouvait manquer d'être invoquée comme déterminant des lésions testiculaires. »

Toutefois, il a depuis modifié son opinion, car, dans le nouveau traité de chirurgie (6), il reconnaît que l'orchite rhu-

---

(1) Bouisson. — Orchite rhumatismale, in *Montpellier Médical*, 1860, tome IV, p. 336.

(2) Vachée. — Du rhumatisme uro-génital. Thèse de Paris, 1868.

(3) Dhomont. — Du rhumatisme aigu polymorphe. Thèse de Paris, 1880.

(4) L'orchite rhumatismale précède ou accompagne quelques attaques de rhumatisme articulaire aigu ; elle se manifeste avec les caractères communs de l'orchite aiguë ou plutôt de l'orchite des oreillons ; c'est une orchiépidydimite simple, double ou alternative, dont la durée n'est pas plus longue que celle de l'attaque rhumatismale, mais qui, comme certains cas d'orchite des oreillons et probablement comme toute orchite interstitielle vraie, peut aboutir à l'atrophie testiculaire. — (Besnier. Dictionnaire encyclopédique de Dechambre. Art. Rhumatisme, p. 606).

(5) Reclus. — Dictionnaire encyclopédique de Dechambre ; art. Testicule.

(6) Reclus. — Traité de Chirurgie de Duplay et Reclus, tome VIII. — Organes génitaux de l'homme, p. 142.

matismale existe réellement et que, loin d'être toujours une simple inflammation de la séreuse vaginale, elle peut frapper directement les éléments testiculaires et amener l'atrophie de l'organe. L'observation personnelle qu'il apporte à l'appui de sa nouvelle opinion, est même très démonstrative sous ce rapport, puisqu'une orchite rhumatismale double amena la fonte des deux testicules.

Quoi qu'il en soit, il ressort de cette revue rapide que le rhumatisme testiculaire a été peu étudié et souvent passé sous silence.

D'autre part, on tend à étendre encore, depuis ces dernières années, le domaine de l'infection ourlienne, de manière à faire rentrer dans le cadre de cette maladie des manifestations qui pourraient parfois relever du rhumatisme. Cette attribution, légitime dans certains cas, mais qui peut paraître excessive dans d'autres, nous a engagé à publier l'observation d'un cas d'orchite certainement rhumatismale que nous avons suivi et étudié.

### Observation I.

Le nommé X..., qui fait l'objet de cette étude, âgé de dix-neuf ans et demi, élève d'une école commerciale, appartient à une famille de rhumatisants. Le père a eu, il y a vingt-huit ans, une attaque de rhumatisme articulaire aigu qui l'a tenu au lit pendant six semaines et a laissé après elle de graves lésions mitrales ; une sœur a présenté à plusieurs reprises des accidents articulaires et souffre aussi d'un rétrécissement mitral ; enfin un frère a eu, il y a six ans, une pleurésie rhumatismale fort nette. Du reste, tous les membres de la famille présentent des manifestations diathésiques qui permettent de les classer nettement dans la classe des neuro-arthritiques.

De plus, le jeune homme en question, à tempérament lymphatico-sanguin, offre le type des candidats au rhumatisme, comme les décrit Lancereaux (1) ; cheveux plutôt blonds, peau fine, ayant longtemps habité une maison humide, faite de vieux matériaux, et demeurant depuis environ six mois dans une maison neuve, incomplètement séchée.

---

(1) Lancereaux — *Leçons de Clinique médicale*, page 342.

Quant à ses antécédents personnels, ils sont relativement peu chargés : rougeole et varicelle à cinq ans, scarlatine à sept, grippe à treize ans et depuis il a résisté à l'infection grippale lors de toutes les épidémies qui ont sévi pendant ces dernières années. Du reste, il ne lui est resté aucune tare morbide de ces diverses maladies infectieuses et le cœur, notamment, est sain. Mais depuis dix-huit mois, il ressent de temps en temps un peu de douleur et de raideur, tantôt dans une grande articulation, tantôt dans une autre.

Le 30 janvier, vers 5 heures du soir, étant assis et en train d'écrire, il éprouve brusquement une sensation de gêne dans l'aine droite, sensation qu'il attribue d'abord à une station prolongée dans une mauvaise position : il s'appuie au dossier de sa chaise, mais la gêne augmente et devient de la douleur, d'abord sourde, puis de plus en plus aiguë. En même temps des bourdonnements éclatent dans les tempes et la tête devient lourde. Se sentant ainsi malade, ce jeune homme quitte la place où il se trouve, et sort dans la cour où l'air vif et froid le remet un instant : mais bientôt la douleur devient tellement aiguë qu'il est forcé de s'asseoir à terre et perd incomplètement connaissance.

Relevé et ranimé avec quelques gouttes d'éther qu'on lui fait absorber, il se fait ramener en voiture chez un parent qui demeure à quelque distance et qui fait demander le médecin le plus voisin, M. le professeur Desplats. Lorsque M. Desplats voit le malade, la crise douloureuse est presque passée et les tendances syncopales ont un peu diminué : il constate une fièvre légère, déjà décelée, du reste, par un frisson assez violent que le jeune homme avait présenté un moment avant. A l'examen local, il trouve les orifices herniaires parfaitement libres, mais du côté des bourses, qui ont leur volume normal, la palpation provoque une certaine sensibilité. Ne trouvant rien d'inquiétant pour l'instant, il autorise le malade à se faire reconduire à Roubaix où habite sa famille.

Celui-ci peut marcher assez facilement, mais, au moment de monter en voiture, une nouvelle crise douloureuse se produit et est suivie de vomissements abondants et très pénibles. Arrivé chez lui, le malade se couche, prend un peu de café chaud, mais il a bientôt une nouvelle série de vomissements et un accès de fièvre plus violent que le précédent, avec frisson initial très marqué. Pourtant, l'accès terminé, il s'endort et passe une nuit assez bonne.

Nous le voyons le lendemain matin : fièvre légère, langue un peu chargée. Du côté de l'abdomen, douleur assez marquée à la pression, surtout dans les fosses iliaques : le cordon droit est gros, facilement sensible et très douloureux à la palpation, les bourses sont énormes, rouges, distendues. En explorant avec précaution, à cause de la douleur très vive que provoque l'examen, on constate que le testicule et l'épidydime droits sont gros et se confondent presque en une masse unique ; rien du côté gauche. Le canal est normal : le méat ne présente aucune rougeur et la palpation profonde de l'urèthre ne permet pas de ramener de traces d'écoulement suspect. D'ailleurs le malade se défend très vivement, non seulement d'avoir eu de blennorrhagie, mais aussi de s'y être exposé.

Du côté de la face, nous constatons une rougeur assez marquée, mais il n'y a ni enflure, ni douleur, ni sensibilité du côté des glandes salivaires et les mouvements de l'articulation temporo-maxillaire sont tout à fait normaux. Céphalée légère, courbature modérée. En présence de cette absence de signes qui permettent de diagnostiquer la cause réelle de l'orchite, nous nous contentons de prescrire un traitement purement palliatif. Onction sur les bourses avec une pommade résolutive à l'iodure de potassium, grands cataplasmes laudanisés, relever les bourses avec une planchette. Demi-diète : un verre d'eau de sedlitz parce que le malade est constipé depuis trois jours.

Nous le revoyons le lendemain : il a eu un peu de fièvre le soir, les bourses ont encore grossi, mais la douleur est moins vive. Pas de phénomènes nouveaux.

Le 2 février, il nous apprend qu'après un accès de fièvre assez violent, survenu la veille à 6 heures, il a senti une douleur vive dans les genoux et dans le cou-de-pied droit, douleur qui a duré peu de temps et a fait place à une simple sensation de gêne persistant encore. Nous constatons, en effet, une légère tuméfaction et un peu de sensibilité sans rougeur des téguments.

A partir du 4 février, tous les symptômes s'amendent : la fièvre, la céphalée et l'état saburral de la langue ont tout à fait disparu. Le cordon est revenu à son état normal : la douleur testiculaire est à peine perceptible à une pression modérée, la glande a diminué de volume, mais il semble qu'il y ait un peu de liquide dans la vaginale.

Dans la nuit du 5 au 6, le malade qui avait bien reposé d'abord, est réveillé vers minuit par une érection très pénible, accompagnée de lancinements le long du cordon et dans les bourses, du côté droit. Cette érection, presque continue, le tient éveillé tout le reste de la nuit. Au matin il est fatigué de son insomnie et très affecté, parce qu'il craint le retour de cette érection la nuit suivante. Comme la constipation a reparu depuis l'administration dn purgatif, nous lui prescrivons de prendre un gramme de rhubarbe avant le repas de midi et un gramme de bromure de potassium à 7 heures du soir.

Pendant la nuit il se produit encore une érection, mais moins douloureuse que la précédente et ne durant guère plus d'une heure Le bromure, continué tous les soirs à la même dose pendant une semaine, rend les érections de moins en moins marquées.

Le 8 février, le testicule a diminué de moitié, mais l'épanchement vaginal s'est accentué : la douleur a tout à fait disparu. Nous faisons encore continuer les applications résolutives et nous prescrivons deux bains de siège chauds d'un quart d'heure chaque jour.

Le 15 février, le testicule est presque revenu à un volume normal, et l'épanchement vaginal a presque disparu. La gêne articulaire des genoux n'existe plus, mais depuis deux jours il se plaint de maux de tête, de vertiges, au moment où il sort du lit ou quand il reste levé trop longtemps, et enfin de palpitations. A l'auscultation, nous trouvons, en effet, un souffle systolique assez fort à la pointe : le pouls est rapide, 70 P. par minute. Nous donnons 0,25 de poudre de feuilles de digitale en macération pendant trois jours.

Les phénomènes généraux s'améliorent assez bien, mais le souffle persiste et le pouls présente quelques irrégularités, comme le constate aussi M. Desplats que le malade va trouver le 1er mars. Sur son conseil, le malade continue à prendre alternativement, pendant quelque temps, de la poudre de feuilles de digitale ou de la convallaria maïalis en macération.

Le 5 mars, le malade reprend ses occupations.

Mais depuis, nous avons eu occasion de le revoir à plusieurs reprises et de noter diverses choses intéressantes. Du côté du testicule d'abord, l'épanchement vaginal a persisté jusqu'à la fin de mars masquant en partie un processus atrophique du testicule qui, vers la fin de septembre, était réduit à une boule, de la grosseur d'une petite cerise, dure, sensible à la pression, présentant souvent des élancements névralgiformes, et tout à fait accolé à l'orifice externe du canal inguinal, tandis que le scrotum s'est rétracté, déterminant une déviation légère vers la droite du raphé médian.

Du côté du cœur, le souffle systolique a persisté assez longtemps, mais a enfin à peu près disparu : cependant le cœur est resté irritable et toute cause de surmenage un peu marquée provoque des palpitations et une gêne circulatoire appréciable. Le pouls est redevenu normal, comme intensité, mais il est resté irrégulier, du moins par accès : pendant certaines périodes plus ou moins longues, on ne constate rien de suspect, mais le plus souvent, il se produit un faux pas toutes les trois ou toutes les quatre pulsations. A plusieurs reprises même, nous avons constaté une arythmie assez notable pour nous décider à prescrire de nouveau la digitale à la dose de 0 g. 25, ou la caféine à la dose de 0 g. 40 par jour.

Enfin notre malade a présenté par trois fois des attaques très nettes de rhumatisme subaigu ; en juin, après avoir été exposé quelque temps à un courant d'air, il a ressenti dans les masses musculaires des cuisses des douleurs assez vives pour l'obliger à garder le lit pendant trois jours ; en août, à la suite d'un bain froid, il eut des douleurs articulaires des hanches et des genoux, et en septembre, après un voyage en chemin de fer, par un temps pluvieux, il eut une fluxion assez marquée des épaules et des genoux. Ces divers phénomènes cédèrent chaque fois à l'emploi du salicylate de soude à la dose de 3 ou 4 grammes par jour.

Telle est l'histoire complète de notre malade et des phénomènes qu'il a présentés. Pouvons-nous en inférer qu'il s'est bien agi d'une orchite rhumatismale, comme notre honoré maître, M. le professeur Desplats, en a émis l'idée lorsqu'il revit le malade, pendant la convalescence ?

Nous pouvons tout d'abord éliminer la plupart des causes ordinaires de l'orchite.

Le malade ne se souvenait pas d'avoir subi de traumatisme qui pût provoquer une semblable inflammation de l'organe : la variole, la fièvre typhoïde, l'infection malarique, l'ostéomyélite, la scarlatine, etc..., n'ont rien à voir ici.

Peut-on admettre l'orchite de la puberté, admise par certains auteurs ou une infection uréthrale ? Quant à la première, nous dirons plus loin ce que nous en pensons, mais pour ce qui est de l'infection uréthrale, nous pouvons la nier formellement; outre que la bonne foi du malade semblait indiscutable, nous n'avons, ni au début de la maladie, ni dans nos examens ultérieurs, rien constaté qui pût faire croire à l'existence d'une blennorrhagie, ni même d'une uréthrite simple.

Il ne reste donc que deux causes à invoquer, le rhumatisme ou les oreillons, et nous croyons que, seule, la première peut expliquer les phénomènes que nous avons observés, et qu'il est absolument impossible d'incriminer ici l'infection ourlienne dont le rôle pourrait bien avoir été souvent exagéré au détriment d'autres causes pathogéniques.

De l'enquête soigneuse que nous avons faite afin de vérifier nos soupçons, il résulte que le jeune malade ne se souvient pas d'avoir subi le contact d'un individu, atteint d'oreillons; pendant toute l'année, il n'y en a pas eu un seul cas dans le milieu où il vivait, ni parmi ses camarades de cours, ni parmi les membres de sa famille, ni dans la maison où il prenait ordinairement ses repas. On sait de plus que l'infection par l'intermédiaire d'un tiers n'est pas possible et que l'on peut ainsi écarter absolument ce mode de contamination.

Il n'y aurait plus qu'un moyen d'infection à invoquer : ce serait, comme le jeune homme fait deux fois par jour la route de Roubaix à Lille en chemin de fer, le voyage avec un enfant convalescent d'oreillons ou plutôt à la période d'incubation. Mais on admet le plus souvent que la contamination exige un contact *intime et prolongé* (Catrin) avec un malade ou tout au moins avec les vêtements qu'il a portés (Antony) (1) ; il ne semble pas qu'un court voyage en chemin de fer soit suffisant pour provoquer l'apparition des oreillons.

D'autre part, à aucun moment de la maladie, ni pendant les jours qui ont précédé, le sujet de notre observation n'a présenté ni inflammation, ni douleur, ni gène au niveau d'aucune des

---

(1) *Semaine médicale*, 1893, page 468.

glandes salivaires, et nous insistons particulièrement sur ce point très important, parce qu'on a voulu admettre une orchite ourlienne sans parotidite concomitante ou préalable et que certains auteurs disent en avoir observé. Mais il est probable que dans ces cas, il y avait eu inattention du malade, sinon du médecin, et que les lésions des glandes salivaires avaient passé inaperçues.

Le plus souvent on aurait pu déceler les manifestations parotidiennes ou sublinguales par un examen attentif ou un interrogatoire minutieux du malade. Les faits de Trousseau sont classiques sous ce rapport et notamment celui de ce jeune homme qui, au début d'une orchite, fut pris d'accidents généraux formidables (1), tandis que les oreillons avaient passé absolument inaperçus, mais le malade se souvint nettement d'avoir eu trois jours avant « du malaise avec douleur de gorge » et gonflement vers l'oreille à l'angle de la mâchoire ». Dans notre cas, rien de semblable ; notre sujet est absolument formel en ce qui regarde l'absence totale d'accidents du côté des glandes salivaires et les détails précis qu'il nous a toujours donnés, ne permettent pas d'admettre le manque d'observation de ce côté.

S'il nous semble difficile d'admettre une infection ourlienne comme cause de l'orchite que nous avons observée, l'origine rhumatismale nous semble plus probable et nous l'acceptons beaucoup plus facilement. Les antécédents héréditaires et personnels de notre malade sont, en effet, en faveur de l'apparition possible du rhumatisme chez lui et s'il était, en vertu de la loi d'hérédité, très apte à contracter une affection de ce genre, le fait d'avoir habité longtemps des bâtiments humides, favorisait encore l'éclosion des accidents rhumatismaux. Enfin, trois jours avant de devenir malade, il avait été exposé, pendant environ une demi-heure, à l'action du froid humide.

(1) Trousseau. — Clinique Médicale de l'Hôtel-Dieu de Paris, septième édition, tome I, page 254.

La connaissance de ces diverses données tendrait déjà à faire admettre l'idée d'orchite rhumatismale, mais cette probabilité est encore renforcée par ce fait que depuis le jeune homme a présenté, à trois reprises différentes, des accidents dont la nature ne peut être mise en doute ; leur genre, leur marche et leur disparition rapide par l'emploi du salicylate de soude en font bien des déterminations rhumatismales.

Du reste l'apparition même d'une orchite au cours des oreillons peut être, semble-t-il, le fait d'une complication rhumatismale, comme nous l'avons observé dans un autre cas.

### Observation II.

Louis L..., âgé de 5 ans et demi, a déjà eu, du mois de juillet au mois d'octobre, trois attaques de rhumatisme articulaire aigu qui ont affecté spécialement les genoux, les cous-de-pied et les épaules; toutefois, lors de la première attaque en juillet, il a eu du côté de la hanche gauche une poussée inflammatoire subaiguë qui, pendant trois jours, nous a fait hésiter entre le rhumatisme et la coxalgie. Ces accidents ont toujours cédé à l'emploi du salicylate de soude.

Le 17 novembre, nous sommes rappelés près de cet enfant, parce qu'il a eu, pendant la nuit, une fièvre violente avec délire ; quand nous le voyons, nous trouvons un enfant déprimé, la figure enflammée et présentant une tuméfaction des plus nettes au niveau des parotides, surtout à gauche. A la palpation, on sent les glandes augmentées de volume et très douloureuses ; les ganglions de l'angle de la mâchoire et les ganglions latéraux de la gorge sont aussi tuméfiés. Le diagnostic d'oreillons s'imposait ; nous engageons la mère à isoler le malade des autres enfants (1) et nous prescrivons quelques applications calmantes sur la région malade.

Le 19, la mère, d'ailleurs prévenue par nous, appelle notre attention sur ce fait que l'enfant se plaint beaucoup, depuis la veille, de douleurs dans les genoux et dans les bourses ; nous trouvons en effet les genoux chauds, tuméfiés et douloureux ; les bourses sont œdé-

(1) Signalons, à ce sujet, que nos recommandations ne furent pas suivies : l'enfant resta au milieu de ses cinq frères, dont aucun n'avait eu les oreillons et ne fut atteint à cette occasion.

matiées et le testicule droit est gros, très sensible à la pression, tandis que l'épididyme est à peine augmenté de volume. En présence des antécédents de l'enfant, nous n'hésitons point à prescrire le salicylate de soude à la dose de 3 gr. à prendre dans une potion gommeuse alcoolisée avant la nuit et à renouveler le lendemain.

Le 20, nous ne pouvons voir l'enfant, mais le 21, nous trouvons les genoux tout à fait dégonflés ; à peine reste-t-il une gêne légère, quant au testicule, il est presque revenu à son volume normal et l'œdème des bourses a de beaucoup diminué.

Trois jours après, toute trace de fluxion orchitique avait disparu et, d'après un examen que nous avons fait, il y a trois semaines, il ne semble pas qu'il y reste de traces d'inflammation, pouvant faire craindre une dégénérescence de l'organe.

Il ne nous paraît pas possible de nier que dans ce cas l'orchite était bien plus une affection rhumatismale, réveillée par l'infection ourlienne qu'une fluxion testiculaire ourlienne : du reste, les complications rhumatismales des oreillons ne sont pas une rareté et M. Catrin les a notées au cours de la dernière épidémie qu'il a observée dans la garnison de Paris (1). D'autre part, dans l'un des derniers numéros du *Vratch*, se trouve une observation du docteur V. Batchinsky (2), tendant à prouver la possibilité de l'existence de complications uréthrales du rhumatisme : si les complications uréthrales sont possibles, on ne peut repousser l'idée de l'orchite rhumatismale d'emblée.

Quant aux complications cardiaques, relevées dans notre première observation, nous ne pouvons les invoquer en faveur du rhumatisme, parce qu'elles s'observent aussi bien au cours des oreillons.

Si l'on connaissait d'une manière certaine les agents infectieux du rhumatisme et des oreillons, la question pourrait être

---

(1) *Semaine médicale*, 1893, page 469.

(2) V. Batchinsky. — Un cas de rhumatisme articulaire aigu compliqué d'écoulement uréthral d'origine rhumatismale et non blennorhagique, *in Vracht*, 18 novembre 1893. (D'après le *Bulletin bibliographique de la Semaine médicale*, 1894, N° 4).

rapidement tranchée, mais jusqu'ici ni l'un ni l'autre n'est connu d'une façon sûre et les recherches bactériologiques ne pourraient donner la preuve demandée.

Catrin a, il est vrai, découvert dans le sang des ourliens, dans le liquide de leur vaginale et dans celui des genoux en cas de complication articulaire, un diplocoque qui, d'après lui, serait toujours le même, mais cette découverte n'a pas été confirmée jusqu'ici par les microbiologistes qui ont répété ses recherches, et sa dernière communication, faite en collaboration avec M. Laverau (1), attend encore de nouvelles expérimentations.

D'un autre côté, Sahli (2) a signalé récemment un microbe, identique tant au point de vue morphologique qu'au point de vue des cultures au staphylococcus citreus, qu'il avait découvert dans les synoviales, les végétations valvulaires, l'épanchement péricardique et le sang d'une jeune fille morte au cours d'une attaque de rhumatisme articulaire aigu : mais, comme son travail ne porte que sur un seul cas, il y a lieu d'attendre la confirmation de la spécificité de ce microbe.

Enfin MM. Eraud et Hugounenq ont signalé, à la session d'avril 1893 de la Société française de dermatologie et de syphiligraphie (3), l'existence d'un diplocoque qui vit dans l'urèthre normal, se retrouve dans la vaginale des sujets atteints d'épididymite ou d'orchite, soit blennorhagique, soit ourlienne, et provoque la formation d'une toxalbumine spéciale; ces auteurs, tout en faisant quelques réserves, tendent à considérer ce saprophyte de l'urèthre comme étant toujours le véritable auteur des inflammations de la glande séminale.

On voit donc que la question est loin d'être résolue : la différenciation de l'orchite ourlienne d'avec l'orchite rhumatismale ne peut se faire pour le moment, faute de connaître les

(1) Laveran et Catrin. — Recherches bactériologiques sur les oreillons (Société de biologie) in *Semaine médicale*, 1893, pages 49 et 252.

(2) In *Deutsches Archiv für klinische Medicin*, LI, 4 et 5.

(3) *Semaine médicale*, 1893, page 163.

organismes producteurs de ces infections générales, et, si la découverte d'Eraud et Hugounenq était confirmée, la confusion serait telle qu'on ne pourrait bactériologiquement arriver à distinguer les diverses orchites.

Cette pierre de touche nous faisant défaut, quels seront les moyens de déterminer si l'inflammation du testicule relève des oreillons ou du rhumatisme, dans les cas où le diagnostic est douteux ? Il n'est pas possible, pour attribuer la production de l'orchite au rhumatisme plutôt qu'aux oreillons, d'invoquer l'acuité et la rapidité de production des accidents puisque, dans les cas de Trousseau, leur apparition fut aussi foudroyante que dans notre première observation, ni de mettre en avant le fait de l'épanchement considérable de la vaginale puisque, si le rhumatisme porte plutôt ses manifestations sur les séreuses, les oreillons produisent aussi un épanchement vaginal.

Peut-être pourrait-on accorder une certaine valeur à l'apparition de complications articulaires : en effet, si ces complications peuvent aussi se produire au cours des oreillons, rien ne prouve jusqu'ici qu'on ne se trouve pas en présence d'une vraie poussée rhumatismale, provoquée ou réveillée par l'infection ourlienne et, si l'on découvrait chez le malade des prédispositions héréditaires ou personnelles à la production d'accidents rhumatismaux, on serait en droit d'employer le salicylate de soude. Le traitement serait, en effet, la vraie pierre de touche, comme le montre notre seconde observation.

Peut-être s'étonnera-t-on de la rareté apparente de l'orchite rhumatismale ? Il nous semble probable qu'elle a dû parfois passer inaperçue ou être méconnue, bien loin d'être trop souvent invoquée, et que la sagacité du médecin a pu être mise en défaut, comme dans notre cas, par la non-concomitance de manifestations rhumatismales bien définies ou par leur peu d'importance et, d'autre part, par le défaut d'enseignement préalable.

Nous avons cité plus haut l'existence, admise par certains auteurs, d'une orchite de la puberté qui ne reconnaîtrait pour cause d'après eux, ni l'une des infections signalées, ni le traumatisme (extérieur ou crémastérien (1), ni l'excès de masturbation (si tant est qu'on puisse invoquer cette cause), mais apparaîtrait sans raison apparente. Nous nous demandons si, dans une semblable circonstance, il n'y aurait pas lieu de songer d'emblée au rhumatisme, puisque c'est à l'âge où se produisent souvent ses premières manifestations, que se montre cette orchite particulière.

Pour nous résumer nous dirons 1° que l'orchite rhumatismale, omise ou méconnue par la plupart des auteurs, semble exister réellement et se montre probablement plus souvent qu'on ne le croit ; 2° que dans les cas où la cause étiologique est obscure, et même au cours de l'infection ourlienne chez les sujets à prédispositions rhumatismales, on sera en droit de donner le salicylate de soude à dose convenable pour combattre l'orchite et les complications articulaires concomitantes.

(1) TILLAUX. — Clinique chirurgicale.

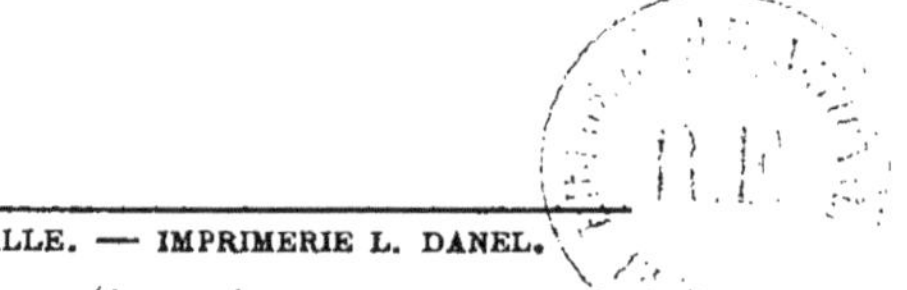

LILLE. — IMPRIMERIE L. DANEL.

## DU MÊME AUTEUR :

Note sur un cas de Pouls lent permanent (en collaboration avec M. le Prof. BOUCHAUD). — *Journal des Sciences médicales de Lille,* 1891.

Les Médecins et les Chirurgiens de Flandre avant 1789. (Thèse de doctorat, récompensée par la Faculté de Médecine de Paris et la Société des Sciences, de l'Agriculture et des Arts de Lille. — Lille, 1892.

Étude sur les Malformations chez la Femme. — *Journal des Sciences médicales de Lille,* 1894.

Étude sur le mouvement de la population de Roubaix (en préparation).

LILLE. IMPRIMERIE L. DANEL.

www.ingramcontent.com/pod-product-compliance
Ingram Content Group UK Ltd.
Pitfield, Milton Keynes, MK11 3LW, UK
UKHW021027220726
13924UKWH00001B/156

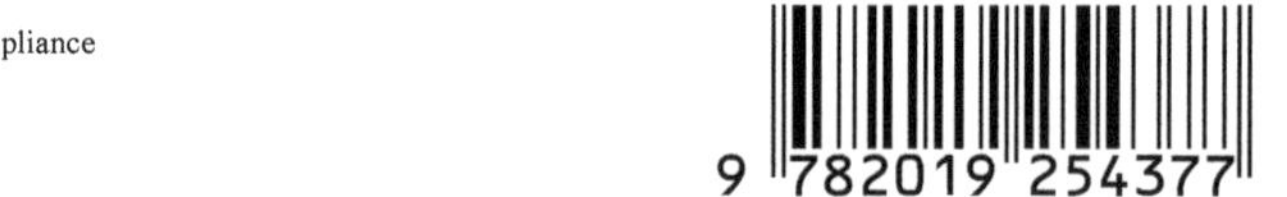